*Médecine
des
Pauvres*

Médecine

DES PAUVRES.

Beauvais, Typographie de Constant Moisand, rue des Flageots, 15.

MÉDECINE DES PAUVRES.

Grains suisses de Fulgens.

Prix : 1 fr. 50 c. la boîte de 55 grains. — 5 fr. la boîte de 250 grains. — 10 fr. la boîte de 600 grains. — Chaque boîte est en bois de sapin et se trouve fermée par la signature de l'auteur écrite à la main, et par *un cachet en cire verte* avec l'empreinte du même nom.

Les grains suisses sont un remède excellent contre toutes les maladies causées par la dépravation des humeurs et les obstructions qu'ils font disparaître, au moyen de sueurs et d'évacuations alvines.

La dose de ce dérivatif est de 5 à 10. L'expérience prouve qu'un plus grand nombre est rendu avec les selles, sans être digéré. Il ne doit se prendre que le matin, afin que le sommeil ne soit pas interrompu, et il faut mettre 2 ou 3 heures d'intervalle au plus entre chaque dose et le premier repas. On peut se préparer la veille, par quelques tasses de bouillon aux herbes ou de tisane de feuilles de frêne commun ou d'écorce de peuplier avec ou sans sucre.

Ce médicament est plus doux, plus efficace, et plus de moitié moins coûteux que les médecines et les pilules purgatives et dérivatives les plus en vogue. Il ne donne point de ces violentes coliques, de ces épreintes cuisantes, au moment des selles, qui laissent soupçonner la présence de quelque poison, et que l'on attribue à tort au déplacement et à l'expulsion des mauvaises humeurs. On peut le donner fondu, afin qu'il agisse plus promptement.

Si l'on ressentait quelques nausées avant de commencer le traitement, il serait très avantageux de débarrasser d'abord l'estomac, en prenant quelques cuillerées de sirop d'Ipécacuanha. Les grains suisses sont aussi administrés en lavements. On ne doit user pendant le traitement ni de vin pur ni de liqueurs spiritueuses.

Aucune plante dangereuse n'entre dans la composition de ce remède qui réussit parfaitement dans les maladies dont le détail suit. Le moyen de hâter la guérison est de recourir aux tisanes indiquées. Ces tisanes se font en mettant une poignée de chaque plante citée ou une cuillerée de ces plantes en poudre par demi-litre d'eau, que l'on fait bouillir. Si l'on veut réunir la totalité des plantes dans la même tisane, et qu'il s'en trouve d'aromatiques, on laisse seulement infuser ces dernières dans l'eau où les autres ont bouilli, et l'on boit cette infusion. Il est mieux de ne boire la tisane que deux heures après chaque dose des grains suisses, ou trois heures après avoir mangé. Le débit qui se fait de ce médicament en atteste suffisamment la supério-rité, car beaucoup l'emploient seul, à cause du mau-vais goût de la plupart des tisanes.

Traitement des maladies par les grains suisses.

Abcès. (Voyez *Tumeurs.*) L'abcès est mûr, lorsque la tumeur forme une pointe sensible, et que les alen-tours sont moins rouges. On peut alors le percer. Pour l'amener à suppuration, on emploie les cataplasmes de guimauve ou de farine de lin, qu'on renouvelle toutes les deux heures. On peut y joindre un oignon cru écra-sé. — Si la douleur est trop forte, faites bouillir une tête de pavot avec l'eau de guimauve. — Cet article concerne les furoncles, les clous, les charbons, les maux d'aventure, les panaris. Il faut se purger pour en éviter le retour.

Abeille (piqûre). On presse la partie malade pour en faire sortir le venin, et l'on y applique du persil pilé. — Le mal disparaît à l'instant si, après avoir pressé la piqûre, on la frotte avec une feuille de plantain écrasée et imbibée d'huile. Si le corps n'est pas sain, une simple piqûre peut causer de graves accidents.

Accouchement. Tisane de framboisier, de camomille romaine, de fleurs de tilleul, de romarin, avant l'ac-couchement. On doit aussi faire usage des bains de va-peur décrits à l'art. *Catarrhe.* Tisane de framboisier, d'aigremoine, d'écorce de peuplier, après l'accouche-ment.

Affaiblissement de la vue. Voyez *Yeux.*

Affections nerveuses. Tisane de fleurs de tilleul, de valériane.

Aigreurs. Voyez *Bile.*

Aliénation mentale. Tisane de sauge, d'hyssope offi-cinale, ou de thym commun.

Anévrisme. Voyez *Dyspepsie.*

Apoplexie. Vomitif. Bain de pieds avec une cuillerée de poivre. Frictions aux jambes avec la flanelle imbibée de cette eau poivrée. Grains fondus glissés dans la bouche ou donnés en lavements. Tisane de sauge, d'écorce de peuplier et de fraisier rouge.

Aphtes. Tisane de fraisier et de romarin avec du miel. — On peut gargariser la bouche des enfants, d'heure en heure, avec sauge, miel et demi-cuillerée de myrrhe macérés dans un verre d'eau chaude, ou bien avec racine de guimauve et tête de pavot bouillies ensemble.

Assoupissement. Tisane de frêne commun et de fraisier.

Asthme. Bourrache, hyssope, aigremoine, racine d'aunée avec miel, marrube blanc, valériane, fleurs de tilleul (*). Pilules d'assa-fœtida, de 10 à 30 grains, s'il y a spasme. Bains de pieds avec la moutarde. Vomitif. — Brique chaude ou bouteille d'eau aux pieds, lorsqu'on est au lit. — On fait chauffer une brique ou bien de l'eau qu'on met dans une bouteille, et l'on entoure la brique chaude ou la bouteille d'un linge trempé dans le vinaigre froid, puis on place l'une ou l'autre aux pieds du malade, pour favoriser la transpiration.

Ascarides. Absinthe, fraisier, racine d'aunée, écorce de chêne, fumeterre, patience, en tisane et en lavements.

Articulations (gonflement des). Voyez *Tendons*.

Asphyxie. Quoique ce mot n'ait pas de rapport avec notre dépuratif, nous indiquerons ce qu'il convient de faire pour ramener le malade à la vie. On l'expose d'abord à l'air pur, libre et froid; on le dépouille des vêtements qui gênent la circulation; on lui fait respirer des sels volatils; on lui passe une plume dans le nez, on lui jette de l'eau froide au visage par intervalles et brusquement, et il faut encore lui presser la poitrine et la frictionner, lui rapprocher les fausses côtes, presser l'abdomen, appliquer les mains au-dessus des aisselles, lui insuffler de l'air dans la bouche avec une pipe ou une paille, lui donner des lavements préparés avec une infusion de menthe et de bourrache, et surtout bien chauffer et frictionner les extrémités.

Ascite ou *Hydropisie*. Aigremoine, baies de genièvre, frêne commun, pariétaire, framboisier, bourrache,

(*) On emploiera en tisane les plantes citées à chaque maladie, sans autre indication.

racine de persil. Bains de vapeur. Voyez *Catarrhe*. — Bouteilles chaudes aux pieds et aux côtés.

Bile. Bourrache, patience, fumeterre, violettes de mars, roses blanches, chicorée sauvage, chiendent.

Bouche (inflammation de la). Racine de consoude, ou décoction de plantain et de guimauve en gargarismes.

Blessures. On rapproche les lèvres de la plaie qu'on lave avec de l'eau ; on enlève, s'il est possible, les corps étrangers, et l'emploi d'une compresse et d'une bande sert à soutenir la plaie. Si un artère était lésé, il faudrait tamponner la plaie avec de la charpie imbibée d'eau de mélisse, d'eau de cologne ou d'esprit de vin. On lotionne avec fraisier, écorce de chêne et demi-cuillerée de myrrhe, et l'on emploie la camomille fétide et le lierre terrestre en cataplasmes, s'il en est besoin.

Bronchite. Voyez *Catarrhe* et *Rhume*.

Blennorrhée. Voyez *Siphylis*.

Brûlures. On couvre la partie brûlée de plusieurs doubles de coton qu'on arrose d'eau fraîche, jusqu'à ce que la partie affectée n'éprouve plus de douleur au grand air. — Tisane de bourrache, de fraisier et de frêne commun. — Lotion avec le fraisier, l'écorce de chêne et demi-cuillerée de myrrhe.

Constipation. Chicorée sauvage, framboisier, écorce de peuplier.

Cachexie. Hyssope, frêne commun, sauge, absinthe, racine d'aunée. Frictions sur le corps. — Bains aromatiques.

Chute des cheveux. Benoîte commune, romarin. On se lotionne la tête avec parties égales d'esprit de romarin et d'huile d'olives, d'abord en petite quantité, que l'on augmente peu à peu.

Catarrhe. Vomitif. Tisane de bourrache, de fleurs de tilleul avec miel. — Tisane de scabieuse. — Bains de vapeur. — Brique ou bouteille chaude aux pieds. Le bain de vapeur se fait ainsi : Placez une brique rougie au feu dans un petit baquet. Faites bouillir à l'avance quelques litres d'eau que vous versez doucement autour de la brique, en la laissant dépasser d'un centimètre ; asseyez-vous près du baquet, et entourez-vous ainsi que ce baquet d'une bonne couverture de laine jusqu'au cou. Lorsque la chaleur est tombée, essuyez-vous le corps avec du vinaigre tiède ou froid.

Callosités. Fleurs de camomille et même les feuilles en cataplasmes.

Crevasses. Onguent de cire vierge, 30 grammes, de blanc de baleine, 30 grammes, d'huile d'olives, 150 grammes. On remue le tout en faisant fondre.

Crachement de sang. Tisane de chiendent et de centaurée commune, puis tormentille droite ou feuilles de sumac des corroyeurs.

Coqueluche. Vomitif. Frêne commun, fraisier, valériane, marrube blanc et miel. Lichen entonnoir dont on prend la décoction coupée avec le lait.

Consomption. Voyez *Dyspepsie*.

Coliques. Framboisier et sauge avec une demi-cuillerée de myrrhe. On met du sucre, si l'on prend ce mélange en tisane. On retranche le sucre, si on le prend en lavements. — Fleurs de mélilot et de camomille en tisane, avec les feuilles de coquelicot. Placez, s'il en est besoin, 3 bouteilles d'eau chaude auprès du malade, dont une aux pieds, et les autres de chaque côté du corps.

Céphalalgie. Vomitif. Tisane de frêne commun, de fleurs de violettes, d'hyssope, de thym commun ou de sauge. Compresses d'eau froide avec vinaigre sur le front. On les renouvelle, dès que le linge s'échauffe. Bains de pieds et briques chaudes.

Chorée ou *danse de Saint-Guy*. Tanaisie commune, fleurs de tilleul, racine de valériane.

Chlorose. Racine de consoude, d'aunée, de fraisier, marrube blanc, mélisse, hyssope, menthe.

Chute du rectum. Tisane de framboisier, fraisier, bourrache, centaurée. Lavement avec une demi-cuillerée de myrrhe, chicorée sauvage et patience.

Contusions. Infusion de lierre terrestre.

Clous. Tisane de frêne commun et de patience. Voyez *Abcès*.

Contre-coup. Aigremoine, fumeterre, camomille romaine, lierre terrestre, bourrache.

Cors. Suc de camomille en cataplasme, ou suc de souci et de pourpier, ou suc de chélidoine à l'extérieur.

Cancer. Voyez *Ulcères*, *Chancres*. Les fleurs de trèfle bouillies, passées et cuites de nouveau jusqu'à consistance de sirop, sont un très-bon cataplasme.

Chancres. Feuilles de bardane en cataplasmes. Lotion avec une infusion de fraisier, d'écorce de chêne et

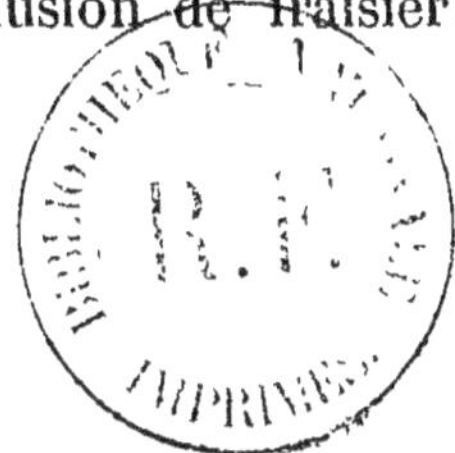

une demi-cuillerée de myrrhe. — Autre lotion avec feuilles de chicorée, de plantain, de rhue et de miel.

Choléra. Vomitif. Bains de vapeur. Lavement d'écorce de chêne avec valériane et demi-cuillerée de myrrhe. — Tisane de valériane, d'hyssope, de romarin, fraisier, framboisier avec une demi-cuillerée de myrrhe. — Bouteilles d'eau chaude aux pieds et aux côtés.

Croup. Vomitif répété. — Thym et sauge en tisane. Bains de vapeur.

Crudités. Chiendent, chicorée sauvage, réglisse en bois, patience,

Congestion cérébrale. Voyez *Apoplexie.*

Convulsions. Bains de pieds avec farine de moutarde. Brique chaude aux pieds. Tisane de fleurs de tilleul, semences de bardane, racine de valériane, thym et serpolet, fleurs de violettes.

Crampes. Bain de vapeur. — Frictions avec la flanelle. Bourrache, matricaire, camomille, fleurs de tilleul en tisane.

Dents (mal de) des enfants. — Vomitif. — Brique chaude aux pieds. — Tisane de pouliot et de fleurs de tilleul. — De l'amadou imbibé d'essence de girofle ou d'huile de muscade apaise les douleurs de dents chez les adultes.

Dartres. Tisane de patience, houblon, chicorée sauvage, chiendent, fumeterre, fraisier. On lotionne avec l'eau de sel ou le suc des feuilles de ronces. On se sert de ce suc en lotions sur les plaies et ulcères.

Dépôts internes. Lierre terrestre, écorce de chêne, bourrache, benoîte commune.

Débilité. Ecorce de frêne commun, racine d'impératoire, sauge, framboisier, fraisier.

Délire. Sauge, hyssope. — Bains de pieds. — Bouteilles d'eau chaude aux pieds. — Compresses d'eau froide et vinaigrée sur le front.

Diarrhée. Aigremoine, romarin, framboisier, fraisier.

Dyssenterie ou *flux sanguinolent.* Tisane sucrée de framboisier, camomille, romarin, aigremoine avec une cuillerée de myrrhe. — Fraisier, mélisse et romarin avec une demi-cuillerée de myrrhe en lavement. — Bouteille chaude aux pieds.

Dyspepsie ou *mauvaise digestion.* Vomitif. Bains de vapeur. Ecorce d'épine-vinette, valériane, fraisier, sauge, marrube blanc, menthe, frêne commun, framboisier, chicorée sauvage, racine d'aunée.

Dos (faiblesse du). Absinthe, buglose.

Éblouissement. Bains de pieds. — Compresse d'eau froide et vinaigrée sur le front. Ecorce de sureau-yèble, patience, fumeterre.

Embonpoint excessif. Beaucoup d'exercice. Bains de vapeur. Bourrache, chiendent, frêne commun. Aliments poivrés et vinaigrés.

Enflure. Placez une compresse de poivre, sel, une cuillerée de chaque, dans un quart de litre de bon vinaigre. — Cataplasme avec l'absinthe infusée dans le vinaigre.

Estomac (maux d'). Chicorée sauvage, benoîte commune, hyssope, sauge, écorce de peuplier.

Encéphalite. Voyez *Céphalalgie.*

Enrouement, extinction de voix. Graine de lin en tisane avec bourrache, marrube blanc et pouliot.

Engorgement des glandes. Hyssope, chiendent, fleurs de tilleul, racine d'eupatoire à feuilles de chanvre. Voyez *Goîtres.*

Entérite ou *inflammation des intestins.* Briques ou bouteilles chaudes aux pieds et aux côtés. Cataplasme de camomille. — Tisane de bourrache, de framboisier et de fraisier.

Engourdissement des jambes. Tisane de patience, de chiendent, de frêne commun. — Bains de vapeur. — Bouteille chaude aux pieds en se couchant.

Epilepsie. Voyez *Convulsions.*

Eruptions cutanées ou *boutons.* Tisane de bourrache, patience, frêne commun, fumeterre.

Engelures. Lotion avec une demi-cuillerée de myrrhe, camomille romaine et fraisier. — Tisane de patience, de chiendent et de frêne commun.

Erysipèle. Camomille romaine, framboisier, frêne commun en tisane. — Cataplasme de lierre terrestre et de matricaire-camomille avec saindoux sur l'érysipèle. — Vomitif et bains de vapeurs, quand l'inflammation est tombée.

Écrouelles. Hyssope et feuilles de rhue en tisane. Voyez *Scrofules.*

Entorse. Voyez *Enflure.*

Esquinancie. Flanelle autour du cou. — Bouteille chaude aux pieds. Tisane de lierre terrestre, de marrube blanc, d'écorce de peuplier, d'aigremoine , un quart de verre toutes les deux heures.

Epistaxis. Voyez *Saignement du nez.*

Fièvres. Compresse d'eau vinaigrée sur le front, et renouvelée dès qu'elle s'échauffe. — Bouteille d'eau chaude aux pieds. — Tisane de centaurée, de bouleau blanc, de gentiane jaune, de chicorée sauvage, de bourrache.

Foulure. Voyez *Enflure.*

Foie. Bains chauds ordinaires. Bains de vapeur. Tisane de fumeterre, de fraisier, de chicorée sauvage, de racine d'aunée. Voyez *Hépatite.*

Flueurs blanches. Racine de cousoude, racine d'aunée, camomille romaine, sauge en tisane.

Fistule. Lotion avec le romarin et le framboisier auxquels on mêle une demi-cuillerée de myrrhe.

Tisane de frêne commun et de fraisier rouge.

Fluxion de poitrine. Voyez *Pleurésie.*

Fracture. Avant de remettre le membre , entourez-le d'une compresse en 5 ou 6 doubles trempée dans l'eau très-chaude, afin d'allonger les tendons par la chaleur, ce qui soulagera le malade. — Bouteilles chaudes aux pieds pour faire suer. — Bains de vapeur, quand l'os est en place. — Entourez le membre d'un linge imbibé de teinture de myrrhe. Tisane de peuplier, de fraisier et de bourrache, avec une demi-cuillerée de gingembre.

Frictions. Elles se font avec une brosse douce, du linge chaud, une éponge, de la flanelle, et sont utiles pour déplacer l'humeur.

Fièvre cérébrale. Compresses froides d'eau vinaigrée sur le front. — Bains de vapeur, bouteilles chaudes aux pieds. Tisane de romarin, de benoîte, de framboisier et de peuplier.

Fièvre typhoïde. Idem.

Gerçures. Millefeuille en cataplasmes.

Goître. Frictions savonneuses, onctions avec l'huile camphrée. Voyez *Engorgement des glandes.*

Gourmes. Patience, fraisier, fumeterre.

Gastrite. Framboisier et fleurs de tilleul en tisane. Valériane et écorce de chêne en lavements.

Gonorrhée. Roseau commun, scabieuse des champs, salsepareille, aigremoine, bourrache, écorce du bois de gaïac, avec une cuillerée de poivre cubèbe.

Goutte. Vomitif. — Bouteille chaude aux pieds. — Bains de vapeur. — Chicorée sauvage, salsepareille, peuplier, bourrache officinale, fleurs de tilleul, fraisier. Eau de carottes,

Goutte sciatique. Feuille de bétoine en tisane. Voyez *Goutte.*

Gorge (mal de). Aigremoine, framboisier, cochléaria officinal, miel. Voyez *Esquinancie.*

Gravelle. Guimauve, persil, chiendent, frêne commun, fraisier, baies de genièvre, queues de cerises.

Gale. Patience, fumeterre. — Prenez de la patience aquatique, râpez la racine verte, faites-la cuire avec du beurre, et frottez-en les parties malades. C'est le meilleur onguent pour la gale.

Gangrène. Voyez *Cancer.* Joubarbe vermiculaire, camomille romaine pilées avec beurre frais et employées en fomentation.

Goutte sereine. Voyez *Yeux.*

Hernie. Application d'un sachet mou de fleurs de tan imbibées de vin. — Tisane d'aigremoine, de fleurs de tilleul, de peuplier ou de frêne commun. — Suc de rhue et de racine d'aunée.

Hémoptysie. Voyez *Hémorrhagie.*

Hépatite ou *inflammation du foie.* Vomitif. Bains de vapeur. Tisane de chicorée sauvage, de chiendent, de cerfeuil, d'aigremoine, de fumeterre, de fraisier.

Hémorrhagie. On arrête le sang d'une plaie simple avec l'amadou ou la toile d'araignée. Tisane de guimauve, d'orge, de chiendent, de cousoude, et surtout de centaurée commune et de tormentille droite.

Hémorrhoïdes. Onguent de fleurs de millefeuille, de feuilles de framboisier et de fraisier bouillies et pilées avec graisse de porc — Tisane de frêne commun et de fraisier.

Hystérie. Vomitif. — Compresses d'eau vinaigrée sur le front. — Assa-fœtida, gros comme un pois, pris en se couchant. — Tisane de marrube blanc, de valériane, de romarin, de framboisier. On doit prendre le plus d'exercice possible.

Hoquet. Avalez un verre d'eau doucement et par gorgées. Prenez une cuillerée de jus de citron avec l'eau de menthe. S'il continue, prenez une tisane de fleurs de tilleul et de valériane.

Hydrophobie. Voyez *Rage.*

Hydropisie. Tisane de cresson et d'oignons blancs. Voyez *Ascite.*

Hypocondrie ou *Maladie noire.* Voyez *Bile.*

Haleine mauvaise. Clous de girofle mâchés. Racine d'angélique mâchée. Tisane de romarin et de sauge officinale.

Haleine courte. Racine d'impératoire et thym en tisane avec le miel.

Hydrocèle. Voyez *Ascite.*

Insomnie. Amandes douces, valériane, fleurs de coquelicots et de violettes.

Indigestion. Voyez *Dyspepsie.*

Ictère ou *Jaunisse.* Vomitif — Bains de vapeur. Tisane de chardon bénit, de bétoine, de centaurée, de bourrache, de fumeterre, de fraisier et d'aigremoine, de pissenlit, de chicorée sauvage.

Intestins (lésion des). Sauge, romarin.

Lombes (faiblesse des). Hyssope, tanaisie

Leuchorrée. Lierre terrestre, marrube blanc.

Léthargie. Grains fondus. — Sauge, mélisse et chardon bénit.

Lèpre. Bardane, patience, fraisier et fumeterre.

Lombrics. Voyez *Ascarides.*

Mâchoire (resserrement de la). Bains de vapeur. Bourrache officinale, fleurs de tilleul, frêne commun, fraisier, avec une cuillerée de gingembre.

Mélancolie. Fleurs de tilleul en tisane. Racine d'angélique mâchée. Voyez *Bile et Hypocondrie.*

Marasme. Voyez *Dyspepsie.*

Menstruation. Tanaisie commune, romarin, cerfeuil, frêne, armoise commune, framboisier. Il est nécessaire de faire beaucoup d'exercice.

Nausées. Menthe verte en tisane. Vomitif, si elles ne cessent point.

Néphrite ou *inflammation des reins.* Bains de vapeur. — Bouteilles chaudes aux pieds et aux reins. — Tisane d'aigremoine, de frêne commun, de framboisier, de bourrache, de fraisier, de pissenlit, de pariétaire.

Nez (saignement du). Bain de pied. — Compresses d'eau vinaigrée froide sur le front. Charpie trempée dans le vinaigre et mise dans les narines. — Tisane de racine de tormentille droite, d'aigremoine. de fraisier, de romarin.

13

Névralgie. Hyssope, sauge, bardane, fraisier, peuplier, fleurs de tilleul.

Otite. Vomitif. — Cataplasme de lys blanc ou de graine de lin et de guimauve, s'il y a inflammation. — Bains de vapeur ou bains de pieds. — Bouteille chaude aux pieds. Tisane de fleurs de tilleul.

Ophthalmie. Bains de vapeur. Tisane de feuilles de framboisier avec un peu de romarin et une demi-cuillerée de myrrhe. La même en lotions.

Obésité. Voyez *Embonpoint.*

Palpitations du cœur. Se traite comme la *Dyspepsie.*

Pâles couleurs. Voyez *Chlorose.*

Pituite. Réglisse en bois avec romarin, fraisier et marrube commun. — Baies de genièvre.

Phthisie pulmonaire. Vomitif. Bouteille chaude aux pieds. — Bains de vapeur. — Buglose, framboisier, aigremoine, marrube blanc, menthe, cochléaria officinal, aunée, avec une cuillerée de gingembre.

Pleurésie ou *fluxion de poitrine.* Vomitif. Bouteilles chaudes aux pieds et aux reins. Bourrache, framboisier, scabieuse, frêne commun, fleurs de tilleul en tisane.

Phlogose ou *inflammation.* Cataplasme de camomille, de guimauve, de consoude officinale. — Bains de vapeur. — Bouteille chaude aux pieds. Tisane de fleurs de tilleul, de framboisier, de frêne commun.

Plaies. Voyez *Blessures.*

Peau (maladies de). Patience, raifort sauvage, bourrache, fraisier, saponaire, fumeterre, écorce de bois de gaïac.

Phlegmasie. Voyez *Pituite.*

Pierre. Persil, bourrache, hyssope, chiendent, lin commun, racine de consoude, pariétaire, guimauve, baies de genièvre.

Paralysie. Bains de vapeur. — Frictions. — Sauge officinale, benoîte commune, peuplier, bourrache, romarin en tisane.

Perte. Racine de consoude et de tormentille droite. Décoction d'écorce d'orange.

Pléthore. Bains de vapeur, tisane de frêne commun, de patience, de chiendent.

Pneumonie. Voyez *Pleurésie.*

Psora. Voyez *Gale.*

Rhume. Voyez *Asthme, Catarrhe, Toux.*

Rougeole. Bouteille chaude aux pieds. — Infusion de menthe, framboisier, marrube blanc, bourrache, fenouil, peuplier, gomme arabique.

Rhumatisme. Bains de vapeur. Vomitif. Bains de pieds. — Bouteilles chaudes aux pieds. — Tisane de bourrache, bardane, aigremoine, angélique, racine de buis, patience, fraisier, hyssope, écorce du bois de gaïac.

Reins. Voyez *Néphrite.*

Rétention d'urine. Guimauve blanche, peuplier, bourrache, pissenlit, chiendent.

Rage. Bains de vapeur. — Vomitif. Valériane, framboisier, sauge, rhue, clous de girofle en tisane. — On bassine la plaie avec le vinaigre dans lequel on fait fondre un peu de beurre. La racine d'angélique mâchée est conseillée avec succès. La racine en poudre du plantain aquatique prise à l'intérieur guérit la rage.

Surdité. On peut essayer de mettre quelques gouttes d'huile d'olives et de teinture de myrrhe dans l'oreille. Bains de vapeur. — Tisane de menthe, romarin, peuplier, frêne commun.

Syphilis. Vomitif. — Bains de vapeur. Lotion d'écorce de chêne et de framboisier sur les ulcères. Tisane de scabieuse, de roseau commun, de salsepareille, d'aigremoine, de buis, de peuplier et de chiendent.

Syncope. Grains fondus. Hyssope officinale et racine d'angélique en tisane.

Scarlatine. Vomitif. — Bains de vapeur ou bouteille chaude aux pieds. Fraisier, frêne commun, romarin, valériane, fleurs de sureau, de tilleul avec feuilles d'oranger.

Spasmes. Voyez *Hystérie.*

Scorbut. Raifort sauvage, patience, cresson, fumeterre.

Scrofules. Centaurée, gentiane jaune, écorce d'épine-vinette, patience, fumeterre, frêne commun.

Strangurie. Tanaisie commune, guimauve blanche, peuplier.

Tendons (rétraction des). Camomille romaine en cataplasme et en tisane. Bourrache et fleurs de tilleul.

Tœnia ou *Ver solitaire.* Ecorce de grenadier ou l'écorce fraîche du fruit de cet arbre. On en met deux onces dans deux pintes d'eau que l'on fait bouillir jusqu'à réduction de la moitié, et l'on en prend quatre onces par jour. Cette tisane donne quelques nausées et elle n'offre aucun danger. On peut la prendre en lavements.

Tintement d'oreilles. Bains de vapeur. Bouteilles chaude aux pieds en se couchant. Fomentation avec infusion de camomille ou de guimauve. Tisane d'hyssope, de fumeterre ou de frêne commun.

Torticolis. Esprit de romarin avec gingembre en frictions.

Tétanos. Voyez *Mâchoires.* — Bains de vapeur. Bourrache, frêne commun, fraisier, framboisier.

Tumeurs. Lierre terrestre, camomille, ou feuilles de germandrée avec farine de lin en cataplasme. Tisane de frêne, de framboisier et de chiendent.

Toux. Bains de vapeur. — Vomitif. — Racine d'angélique mâchée. — Tisane de bourrache, cerfeuil, fleurs de mauve, marrube blanc, pouliot, frêne commun, thym avec miel.

Typhus. Vomitif. — Bains de vapeur. Tisane de fumeterre, benoîte commune et de frêne commun.

Teigne. Joubarbe vermiculaire pilée avec beurre frais, ou fleurs de matricaire-camomille, lierre terrestre et framboisier réduits en bouillie avec la graisse de porc et passés. On emploie les deux en cataplasmes. Tisane de patience, de fumeterre et de scabieuse.

Ulcères. L'eau de feuilles de noyer sert à déterger les ulcères. Il en est de même du suc des feuilles de ronces. Les feuilles de bétoine s'emploient en cataplasmes. Tisane d'aigremoine, de benoîte commune, d'écorce de chêne, d'orme commun et de bétoine.

Urine. Le persil, les baies de genièvre, etc., ne doivent s'employer qu'autant qu'il n'y a point surabondance d'urine.

Verrues. Suc de chélidoine ou de camomille romaine avec germandrée verte en cataplasmes.

Vomissement. On prend pour l'arrêter une infusion de menthe et de cannelle.

Vérole (petite). Vomitif. — Bouteille chaude aux pieds. Racine de fenouil en décoction. — Voyez *Scarlatine.*

Varicelle. Voyez *Scarlatine.*

Vers. Absinthe, armoise maritime, centaurée ou chardon bénit, fumeterre, racine de fougère, gousses d'ail, patience. Frottez le ventre des enfants avec l'huile d'olives dans laquelle on a fait infuser de l'absinthe. — Placez sur le nombril du coton imbibé de cette huile.

Ver solitaire. Voyez *Ascarides*, *Tœnia*.

Venin. La racine d'angélique mise en poudre et infusée dans l'eau bouillante fait sortir le venin par les urines ou les sueurs. Racine d'aunée en tisane.

Voix rauque. Voyez *Enrouement.*

Ventre (mal de). Buglose, fumeterre, framboisier, bourrache, écorce de chêne.

Vessie (affections de la). Tisane de sauge, de germandrée, fraisier.

Vertige. Tisane de sauge, romarin, hyssope, fumeterre.

Yeux. On se bassine fréquemment les yeux avec l'eau de feuilles de framboisier, d'écorce de chêne, de fenouil, dans laquelle il entre une cuillerée de myrrhe. Tisane de fenouil, de frêne commun, de centaurée, d'aigremoine.

FIN.

On trouve chez M.

du même auteur

la limonade gazeuse sèche | prix 1 fr. 20 c. la boîte. Même nom
la limonade apéritive *id.* | et même cachet sur chaque boîte.

Ces poudres peuvent être prises en santé comme en maladie ; mais il ne faut pas, lorsqu'on s'en sert en bonne santé, les employer si le corps est en sueur, à moins d'y ajouter un peu d'eau-de-vie. Le malade qui fait usage de la limonade apéritive, et c'est celle qui lui convient le mieux, doit user d'eau plutôt chaude ou tiède que froide.

Des dépôts de ces médicaments sont établis en province. Il n'y a par canton qu'un seul dépositaire principal auquel sont retournées les commandes qui le concernent.